# A PROPOS

DE

# LA RAGE

DES

## DANGERS DE L'ESPÈCE CANINE

COMPARÉS A SON ROLE

PAR

## CHARLES CORÉ

*PRIX : **45** centimes*

LAVAL

IMPRIMERIE E. JAMIN

41, rue de la Paix, 41

1886

# A PROPOS DE LA RAGE

---

## DES DANGERS DE L'ESPÈCE CANINE

### COMPARÉS A SON ROLE

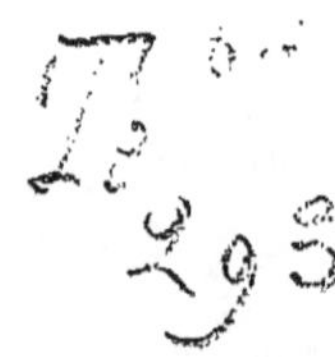

# A PROPOS

## DE

# LA RAGE

DES

## DANGERS DE L'ESPÈCE CANINE

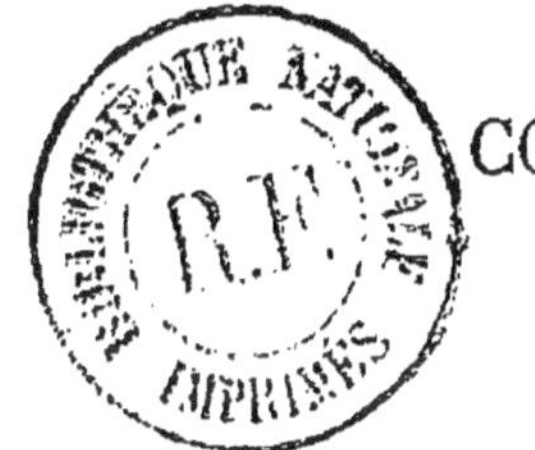

COMPARÉS A SON ROLE

PAR

## CHARLES CORÉ

LAVAL

IMPRIMERIE E. JAMIN

41, rue de la Paix, 41

1886

# A. PASTEUR

*Tes surhumains travaux scintillant comme un lustre*
*Nous semblent du Soleil des grands jets de clarté,*
*Qui, reflétant sur tous — en te faisant Illustre —*
*Elèvent les pensers de notre humanité.*

# A PROPOS DE LA RAGE

## DES DANGERS DE L'ESPÈCE CANINE

### COMPARÉS A SON ROLE

De tous les confins du globe, de tous les points de l'équateur : depuis le plus terrible Câfre jusqu'au plus élégant Européen ; à quelque zône qu'il appartienne, quelque culte qu'il pratique, et quelque drapeau qu'il porte, tout humain a le devoir de s'incliner devant l'œuvre de l'illustre savant qui s'appelle *Pasteur*, et dont le nom semble être tout écrit pour sa haute prédestination.

Son œuvre, mieux que les vaines pastorales des temps échus, mieux que les insipides comédies des traditionnels pèlerinages, aura doté la science d'un de ces inouis et précieux trésors qu'on appelle : La *certitude*.

Le remède indubitablement curatif aura rempla-
cé la kyrielle des remèdes fictifs que le charlata-
nisme plaçait sous le couvert d'une apparente dé-
votion, à l'aide de solennelles onctions exerçant
une déplorable influence sur la masse des esprits
superstitieux, dont le tiers à peine a disparu, mal-
gré la lumière qui s'est faite depuis bientôt dix
ans, c'est-à-dire depuis la laïcisation des écoles du
gouvernement.

Encore quelques vigoureux efforts, encore quelques vigilantes étapes, et les combineurs et intéressés du fanatisme n'auront plus qu'à brûler leurs
oripeaux ; et la science aura finalement vaincu cette
hydre épouvantable qui s'attache aux flancs de
l'ignorance comme le plus redoutable engin braqué
sur la civilisation.

L'œuvre de l'illustre savant que la France a vu
naître marquera dans l'histoire humaine et scienti-
fique comme une des plus brillantes étoiles scintillant sur la cime du Progrès ; et la main dans la
main, dans un fraternel et majestueux entrelace-
ment, les deux grands apôtres de la science : *Jenner*
et *Pasteur*, souderont leurs divins doigts, comme un
avertissement symbolique de la prochaine *union
des peuples*.


D'où viennent ces grands inspirés ? qui les dirige,
les soutient dans leurs constants et opiniâtres tra-

vaux ? qui leur donne, leur communique ce feu génial qui ne s'éteint souvent qu'au terme de la conquête ?

. . . . Ce sont là de bien troublants points d'interrogation qui restent et resteront toujours dans notre humble sphère, sans réponse, sans *solution*.

Le vague y tient lieu d'affirmation. Et si enflé, si arrogant que soit notre orgueil, nous sentons toujours douloureusement peser sur nous sa désespérante stérilité.

Ce n'est point une thèse théologique que j'ai le dessein d'exposer ici, ce n'est non plus une réfutation des faits et des choses se rattachant à l'essence divine que je veux entreprendre.

Je laisse à chacun sa foi et ses idées, le domaine de ces discussions étant d'une âpreté telle que la gravitation des pas humains autour de sa base figure autant de pas perdus qui sombrent dans les profondeurs du vide !... Et d'ailleurs, vouloir en entreprendre les développements, même dans la simple donnée philosophique, demanderait une importance de lignes qui ne pourraient trouver place dans le petit cadre que je me suis imposé.

*<br>* *

Monsieur Pasteur, l'éminent savant, l'infatigable

chercheur, a-t-il réellement trouvé le remède anti-rabique ? C'est un dilemme qui s'impose.

Oui, disent les huit dixièmes de la foule, non, riposte le cinquième, et *jamais* ! glapissent quelques détracteurs.

Si nous nous en rapportons aux grandes découvertes du siècle, *jamais* semble être un mot qui ne peut figurer dans aucun dictionnaire, en ce qui regarde les progrès scientifiques. Le temps nous dira si le savant qui tient les Deux-Mondes en haleine, tant par ses brillantes théories que par ses remarquables applications, est arrivé à la pertinence.

Quelques-uns — des esprits chagrins, sans doute, — prétendent qu'il y a chez les malades inoculés, par le fait même de l'espoir que leur apporte le traitement, une sorte d'ajournement, et que le mal doit finalement éclater avec une intensité d'autant plus grande qu'il aurait germé plus longtemps. A les entendre, toute guérison serait aléatoire, et la foi seule sauverait les *faiblement atteints*, en prolongeant de deux à trois années ceux qui, trop *profondément atteints*, ne peuvent échapper à la terrible issue ! ! !

Ces hypothèses malveillantes, ces insinuations de pessimistes dont l'incohérence frise aussi la maladie..., ne sauraient diminuer notre foi en l'homme qui voue toutes ses minutes au soulagement de l'humanité. Le chiffre important des malades écartés de tout danger est une souveraine éloquence à l'adresse des détracteurs.

Incomplète, l'œuvre du Maître serait complétée par ses confrères, par ses admirateurs, par ceux que ses travaux auraient guidés, et à qui, haut précurseur, il aurait su montrer la route de l'achèvement.

Inachevée, cette œuvre serait quand même et toujours sienne, et l'histoire l'enregistrerait à son profit, sans jamais laisser planer l'ombre d'un doute sur sa puissante et réelle paternité.

De pareils hommes ont droit à la vénération des peuples, car leurs pensées, leurs efforts, abstraits des vulgaires luttes de la vie, n'ont qu'un horizon, qu'une patrie : *L'humanité* ! Oui, ces hommes qu'aucune politique n'étreint, qu'aucune vaine ambition ne corrompt, tout entiers à leur œuvre, n'ont qu'un drapeau dont la couleur est celle du *bienfait*, et leur vertueux pavillon flotte assez haut pour planer sur tout le globe humain.

*<br>* *

Mais s'il arrivait que l'efficacité radicale du remède ne fût pas encore péremptoirement établie, que sa vertu dût être soumise à la perfectibilité, quelle résolution l'Etat ou les Etats prendraient-ils pour conjurer ce terrible fléau ?

On sait à quoi s'en tenir aujourd'hui, on sait l'importance du nombre de personnes mordues depuis moins d'une année. Aucune statistique, que l'on sache, n'avait, jusqu'ici, été dressée.

On parle de près de *Mille personnes* mordues depuis dix mois (de juillet 1885 à mai 1886).

Mille existences humaines en danger !!!! Et l'on chasse impitoyablement les fauves, en partie exempts du virus rabique, et par cela même, relativement moins dangereux que les chiens.

Tant de services que nous rende le chien, ils ne sauraient équivaloir, balancer, la perte d'un seul homme, *la vie d'un homme étant au-dessus de tous les chiens de la terre* !

S'il fallait énumérer tous les accidents que causent les chiens en dehors même de l'hydrophobie, il faudrait annuellement un énorme volume !

Je n'en voudrais pour preuve qu'un simple appel à *Tout le monde* pour remplir en peu de jours les colonnes d'un grand nombre de journaux :

Chevaux qui se cabrent, enfants que la peur révolutionne, chiens qui dans les maisons étagées se jettent ou tentent de se jeter sur les locataires, lapins étranglés, poules affolées et meurtries, chats massacrés, chiens hurleurs et aboyeurs qui vous interdisent le sommeil !... disputes vives entre hommes, amenées par des chiens, disputes que l'on a quelquefois vues dégénérer en rixes, etc. etc... Et enfin, raison non moins capitale que la rage : *L'acte hideux du coït* consommé publiquement par ces animaux : acte qui renseigne l'enfant sur la chose qu'il devrait au moins ignorer jusqu'au plein terme de l'adolescence. Ce spectacle odieux jetant une précoce dépravation dans l'esprit des jeunes enfants réduit à néant toutes les précautions, toutes les réserves des parents.

Est-il nécessaire d'exposer les dégoûtants tableaux de ces animaux dans leurs ardeurs bestiales... tableaux que recherche l'enfant avec une soif de curiosité qui éveille et fait naître en son jeune esprit des sentiments de basse volupté. Conclusion : Deux raisons essentiellement majeures contre lesquelles aucun argument humain n'a le droit de s'élever.

Tudieu ? allez-vous, vous écrier, lecteurs, voilà un singulier défenseur des chiens.

A quoi je répondrai, oui ; car je les ai souvent plaints et défendus. J'ai, à peu près comme tout le monde, eu des chiens qui m'étaient fidèles et attachés, et que j'ai sincèrement pleurés à leur mort. Mais est-ce une raison pour leur sacrifier tant d'humains, tant de frères !

Si quelques misanthropes, quelques égoïstes, ou

quelques vieilles filles acariâtres préfèrent le chien
à l'homme, je ne puis raisonnablement, pas plus
que tous les gens bien pensants, bien nés, tolérer,
supporter, ou faire le silence sur ces hontes, sur
ces horreurs anti-humaines pour lesquelles la plu-
me n'aura jamais d'assez noirs qualificatifs ! Et je
fuirai toujours avec mépris l'homme assez cruel
pour écraser de son regard un pauvre hère (fut-ce
même un paria) qui se réclame de lui contre un
chien hargneux. Ces sortes de brutes ne sont pas
rares qui encouragent du regard l'hostilité de leurs
chiens envers des malheureux qu'une naissance
obscure et fatale a tristement placés dans la vie, et
qui sont, par les préjugés, classés, hélas ! bien
au-dessous du chien...

Bien que l'éminent historien Michelet, ait dans
un style magique, et avec toute sa ferveur de spi-
ritualiste, donné le chien comme sous-humain,
c'est-à-dire comme tenant la tête parmi les animaux destinés... à l'incarnation humaine, nous
ne pouvons accepter que ce *candidat humain* — cela
dit sans trop d'ironie — se montre aussi manifeste-
ment peu cordial avec ses futurs frères !..

Le chien est l'ami de l'homme, dit-on, nous le
voulons bien : mais distinguons : On a voulu dire,
l'ami de son maître et de ceux qui l'entourent, et
partant ainsi presque toujours l'ennemi des au-
tres !... Je sais qu'il est douloureux de faire le sa-

crifice d'un chien qui vous est aussi attaché que la branche l'est à l'ormeau, de ce bon chien qui lit vos peines et pleure quand il vous voit le front triste et penché, de ce chien qui ne peut survivre à la perte de son maître.

Il y a là-dessus nombre de dévouements à citer, non des légendes, mais de palpitantes et réelles histoires.

Oui, mais à côté de ces bons chiens à l'œil débonnaire, à l'œil doux, aimant, que de chiens à l'œil terne et méchant, et dont les maîtres eux-mêmes ont quelquefois lieu de se défier.

Que de chiens hargneux et sournois qu'on ne peut approcher qu'avec d'infinies précautions.

Que de vilaines petites bêtes parmi ces détestables roquets qui énervent, agacent les passants ou les visiteurs.

Peut-on se rappeler sans un cruel serrement de cœur l'épouvantable mort du fils de M. Montigny, ancien directeur du Gymnase, lequel tout jeune encore, au talent plein de promesses, fut mordu par un mignon griffon qu'il affectionnait ; peut-on, dis-je, se représenter les terribles souffrances de cet infortuné jeune homme, le désespoir du père, la douleur des amis, sans avoir des mots de malédiction contre l'espèce canine ?

Vous citerai-je un fait dont je fus témoin et qui vient corroborer mes lignes de plus haut sur l'injustice humaine en ce qui touche l'inégalité des sorts :

Un chiffonnier armé de son crochet traversait une rue de la capitale pour se livrer à son humble travail. Il avise un de ces tas de détritus où il trouve son pain quotidien, mais un chien athléti- que lui en défend l'accès. Le chien paraissait résolu, mais le chiffonnier était vaillant : Il lève son cro- chet, et zeste ! avant qu'il eut pu se garer, le mo- losse avait déchiré de haut en bas sa pauvre cu- lotte !... Un pst rapide rappelle le chien qui se dis- posait à la rescousse avec des intentions non moins hostiles que la première fois, c'était le proprié- taire qui riait de l'escapade de son chien en toisant dédaigneusement le pauvre biffin qui ne recueillit en fait d'excuses que les lazzis des gamins.

Mais philosophe, et s'inspirant du vieux proverbe : « *Il faut hurler avec les loups.* » Il se mit à rire — d'un rire jaune, sans aucun doute — puis, saluant la foule a la ronde, il lui décocha avec une désin- volture spirituellement goguenarde, ce trait super- bement ironique :

« Mazette, si les cabots ont tant de droits, qu'on
« les nomme tout d'suite... électeurs !... J'vas y
« passer s'y veut mon bulletin de vote !... »

Sous forme de leçon, la répartie était drôle et brillante, et si elle fit rire tout d'abord, elle fit méditer la foule qui put se convaincre que le *prin-*

*cipe Egalitaire* avait sérieusement fait tâche... en faveur d'un mauvais chien.

L'Egalité et la Fraternité avaient affreusement louché.. ce jour-là ; artisans, boutiquiers et bourgeois s'étaient proprement moqués d'elles !...

Mais quelle différence d'attitude s'il se fût agi d'un citoyen de la fashion ! Vous voyez cela d'ici, n'est-ce pas lecteurs, vous voyez le propriétaire corrigeant d'importance le farouche Azor, les agents articulant hautement le mot *Fourrière*, la dame du coin offrant gracieusement ses services pour réparer la déchirure du pantalon.

Certes, il est pénible d'avoir à publier des faits aussi exactement vrais dans leur iniquité, mais les taire me semblerait plus coupable.

En les répandant, on rend l'humain plus juste, plus soucieux de ses devoirs, de ses obligations de bon citoyen, et au cas échéant l'indifférence et la gouaillerie font place à des sentiments de justice et d'humanité.

Mais revenons à l'objet principal.

Quelle serait la décision de l'Etat si la méthode Pasteur laissait encore quelques doutes sur sa parfaite efficacité ?

En arriverait-il à la complète destruction de l'espèce canine? Ce serait son devoir, son très-grand devoir.

Oui, mais les Nemrod des hautes classes se fâcheraient; les magistrats, les députés, les sénateurs aiment passionnément la chasse, et pour chasser, il faut des chiens. Les bourgeois, les industriels, voire même les villageois un peu aisés, en sont aussi très-amateurs.

Voilà donc tout un corps d'armée contre l'humanité, voilà donc comme opposants les citoyens les plus influents, les plus autorisés !

Eh bien, Messieurs, on chasserait sans chiens; on chercherait les moyens, et on les trouverait. L'esprit humain résout des questions autrement considérables, autrement difficiles que celle-là.

*La plupart des braconniers chassent sans chiens.*

Ne voilà-t-il pas le problème à moitié résolu?

Eh bien, Messieurs, vous feriez un nouvel apprentissage.

Vous penseriez, chasseurs, aux terribles conséquences de l'hydrophobie, vous penseriez au plus effrayant spectacle qu'il soit donné à l'homme de voir, et vous vous soumettriez, Messieurs, au seul nom de l'humanité!

Et les chiens de garde, et les chiens de basse-cour, y avez-vous songé, Monsieur le réformateur?

La vie de l'homme primant celle des animaux, vous auriez, Messieurs les intéressés, à garder vos maisons vous-mêmes; vous veilleriez ou feriez veiller, à tour de rôle, vos seuils, vos troupeaux ; vous imagineriez contre les malfaiteurs, ou des pièges ou des avertisseurs. Et vous feriez cela, toujours au nom de l'humanité !

Et vous, Mesdames qui choyez tant vos petits toutous blancs, qui les préférez souvent à de pauvres petits orphelins privés des caresses maternelles, feriez-vous le sacrifice de cet agrément ? Ne vous montreriez-vous pas un peu plus parentes avec l'homme qu'avec les chiens ?

Pour vous y aider, rappelez-vous cette pauvre jeune fille, qui, mordue par un méchant terre-neuve, eut le nez enlevé d'un seul coup de croc. Que fait aujourd'hui cette infortunée au visage déparé, dont toutes les espérances sont fatalement brisées ?

Vous pénétrant de tous les malheurs passés et futurs, vous résigneriez, c'est certain, ce futile plaisir.

Ne nous faites pas la grave injure de dire non. Vous êtes avant tout, filles, mères ou épouses, douces et bonnes, et vous direz *oui !*

Et l'humanité vous saluera de son plus noble salut !

Nous aurons terminé cet opuscule quand nous aurons souhaité, d'accord avec *l'humanité*, la très

prochaine et très pompeuse consécration de l'œuvre du Titan du XIX<sup>e</sup> siècle, à qui l'on devra bien
la coulée d'une statue hors de pair !

... La terre, émue, sortira généreusement de
ses flancs, pour cette extraordinaire solennité, son
plus secret et plus précieux gisement, et les siècles
tremblants et respectueux salueront ce formidable
airain, que leurs ans n'auront garde d'altérer.

Ch. Coré.

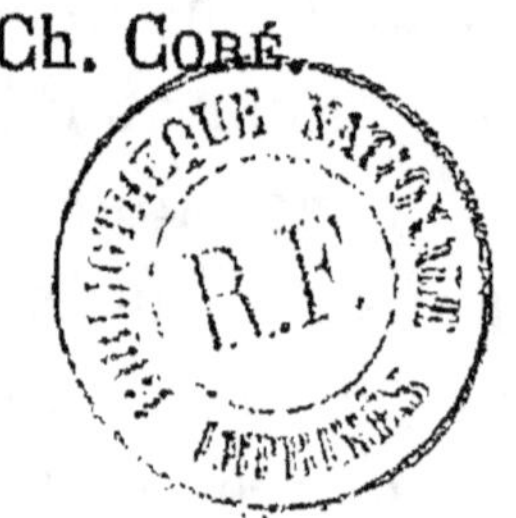

20 avril 1886.

Laval, imp. E. JAMIN.

POUR PARAITRE PROCHAINEMENT

DU MÊME AUTEUR

L'ESPRIT DU PETIT DESGENAIS.   *1 volume*

A TORT ET A TRAVERS. . . . .   *1 volume*